Dentifrice et Bain de Bouche faits maison

20 Recettes Faciles et Naturelles

Sadie ZEN

Table des matières

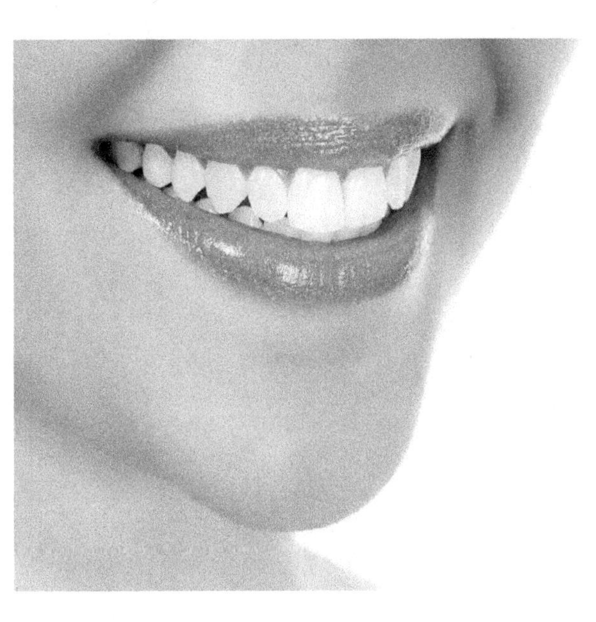

De nos jours, de plus en plus de personnes cherchent des produits plus naturels, que ce soit dans les choix alimentaires ou pour prendre soin de choses telles que la santé bucco-dentaire.

Dans ce livre, vous découvrirez une collection de 21 merveilleuses recettes de soins bucco-dentaires naturels, faciles à réaliser, que vous pouvez facilement reproduire pour créer vos propres produits de soins bucco-dentaires à base de plantes.

Non seulement vous utiliserez des produits faits maison qui ne sont pas chargés de toutes sortes de produits chimiques ajoutés, mais vous constaterez également une grande économie financière lorsque vous cesserez d'acheter des produits de soins bucco-dentaires.

Pensez au plaisir que vous aurez à utiliser des produits destinés à préserver votre santé bucco-dentaire, fabriqués avec des ingrédients simples et naturels qui ne sont pas bourrés de toutes sortes d'additifs synthétiques.

Apprenez à préparer vos propres produits bucco-dentaires faits maison et vous serez plus indépendant et capable de fournir plus de produits pour vous et vos proches en les fabriquant vous-même.

Dentifrice 100 % naturel

***Matériel nécessaire** : Tasse graduée, cuillères à mesurer, bol, cuillère à remuer, bocal avec couvercle.*

Ingrédients :

- ¼ cuillère à café d'huile de menthe poivrée ou d'huile de clous de girofle
- ¼ cuillère à café de menthe verte ou d'huile de cannelle
- ¼ tasse de racine de marante
- ¼ tasse de racine d'orris en poudre
- ¼ tasse d'eau
- 1 cuillère à café de sauge en poudre

Préparation :

1. Placez d'abord tous les ingrédients secs dans un bol.

2. Ajoutez doucement l'eau en remuant continuellement.

3. Continuez à ajouter de l'eau jusqu'à ce que la texture soit une pâte.

4. Versez-la dans un bocal.

Poudre dentaire à l'ancienne

Matériel nécessaire : *Tasse graduée, cuillères à mesurer, robot culinaire, récipients ou pots hermétiques avec couvercle.*

Ingrédients :

- 2 cuillères à soupe de zeste de citron ou d'orange séché
- ¼ tasse de bicarbonate de soude
- 2 cuillères à café de sel

Préparation :

1. Mettez le zeste dans votre robot culinaire.
2. Broyez-le jusqu'à ce qu'il soit réduit en poudre.
3. Ajoutez le sel et le bicarbonate de soude.
4. Continuez à mixer quelques secondes jusqu'à ce que les ingrédients soient bien mélangés.
5. Utilisez un récipient hermétique ou un bocal avec couvercle pour la conservation.

Plongez une brosse à dents humide dans la poudre et brossez vos dents comme vous le feriez habituellement.

Dentifrice basique

Matériel nécessaire : *malaxeur, petit récipient avec couvercle.*

Ingrédients :

- 1 cuillère à café de poudre dentaire à l'ancienne
- ¼ cuillère à café de peroxyde d'hydrogène

Préparation :

1. Mélangez les ingrédients dans votre récipient.
2. Malaxez bien le tout.

Dentifrice à la menthe

Matériel nécessaire *: petit bol, cuillères à mesurer, compte-gouttes, cuillère à mélanger, récipient hermétique.*

Ingrédients :

- 4 cuillères à soupe d'huile de noix de coco
- 4 cuillères à soupe d'argile de Bentonite
- 3 cuillères à soupe d'eau
- ½ cuillère à café de sel de mer
- 10 à 15 gouttes d'huile de menthe poivrée

Préparation :

1. Mélangez l'argile, le sel et l'huile de noix de coco dans un bol.
2. Ajoutez une cuillère à café d'eau aux ingrédients.
3. Prenez le dos de la cuillère et commencez à « crémer » les ingrédients ensemble.
4. Vous devez obtenir une texture de pâte, ajoutez davantage d'eau si nécessaire.
5. Ajoutez maintenant l'huile.
6. Mélangez le tout.
7. Versez dans un récipient.

Dentifrice à l'huile de coco

Matériel nécessaire : bol, bocal avec couvercle, cuillères à mesurer, compte-gouttes, cuillère à remuer.

Ingrédients :

- 6 cuillères à soupe d'huile de noix de coco
- 6 cuillères à soupe de bicarbonate de soude
- 25 gouttes d'huile essentielle d'eucalyptus
- 1 cuillère à café de stévia

Préparation :

1. Mélangez tous les ingrédients dans un bol.
2. Mélangez jusqu'à ce que la texture devienne crémeuse.
3. Versez la préparation dans un bocal et fermez-le.

Dentifrice de Loretta

Matériel nécessaire : *bol, bocal avec couvercle, cuillères à mesurer, compte-gouttes, cuillère à remuer.*

Ingrédients :

- 1 cuillère à café de bicarbonate de soude
- ¼ cuillère à café de peroxyde d'hydrogène
- 1 goutte d'huile de menthe poivrée

Préparation :

1. Mélangez tous les ingrédients dans un bol.

2. Mélangez jusqu'à ce que la texture devienne crémeuse.

3. Versez la préparation dans un bocal et fermez-le.

Dentifrice à la menthe verte

Matériel nécessaire : petit bol, brosse à dents ou petite cuillère, compte-gouttes, cuillère à mesurer, petit récipient avec couvercle.

Ingrédients :

- 1 cuillère à café de bicarbonate de soude
- ½ cuillère à café de sel de mer finement moulu
- 1 goutte d'huile essentielle de menthe verte
- Quelques gouttes d'eau

Préparation :

1. Prenez tous les ingrédients et mélangez-les dans un bol.

2. À l'aide d'une brosse à dents ou d'une petite cuillère, mélangez bien les ingrédients.

3. Continuez à mélanger jusqu'à ce qu'une pâte se forme.

4. Versez la préparation dans un récipient et couvrez-le.

Dentifrice à la cannelle

Matériel nécessaire : bol, bocal avec couvercle, cuillères à mesurer, compte-gouttes, malaxeur.

Ingrédients :

- 4 cuillères à soupe d'argile de Bentonite
- ½ cuillère à café de sel de mer
- 2 cuillères à soupe d'eau chaude
- 4 gouttes d'huile essentielle de cannelle

Préparation :

1. Mélangez le tout dans un bol.

2. Malaxez bien le tout.

3. Versez la préparation dans un bocal et couvrez-le.

Dentifrice simple à la menthe poivrée

Matériel nécessaire : *petit bol, bocal avec couvercle, cuillères à mesurer, compte-gouttes.*

Ingrédients :

- 1 cuillère à café de bicarbonate de soude
- ½ cuillère à café de sel de mer finement moulu
- 1 goutte d'huile de menthe poivrée
- Quelques gouttes d'eau

Préparation :

1. Mélangez les ingrédients dans un petit bol.

2. Mixez bien le tout.

3. Continuez à mélanger jusqu'à ce que vous obteniez une texture de pâte.

4. Versez-la dans un bocal et couvrez-le.

Dentifrice aux agrumes

***Matériel nécessaire** : casserole, cuillère à remuer, cuillères à mesurer, compte-gouttes et bocal avec couvercle.*

Ingrédients :

- 2 cuillères à café de glycérine végétale
- 4 cuillères à soupe de bicarbonate de soude
- ½ cuillère à café de gomme de guar
- 8 cuillères à soupe d'eau
- 5 gouttes d'huile essentielle d'agrumes

Préparation :

1. Mélangez les quatre premiers ingrédients dans votre casserole.
2. Placez-la sur un feu doux.
3. Faites cuire le mélange pendant cinq minutes en le remuant (Le mélange doit avoir la consistance d'une pâte).
4. Retirez du feu et laissez refroidir.
5. Ajoutez maintenant l'huile et remuez.
6. Versez la préparation dans le bocal et couvrez-le.

Dentifrice au clou de girofle

Matériel nécessaire : bol, bocal avec couvercle, cuillères à mesurer, compte-gouttes.

Ingrédients :

- 6 cuillères à café de bicarbonate de soude
- ¼ cuillère à café de peroxyde d'hydrogène
- 2 cuillères à soupe d'huile de noix de coco
- 10 gouttes d'huile essentielle de clou de girofle

Préparation :

1. Mélangez les ingrédients dans un bol.

2. Mélangez jusqu'à ce qu'une pâte se forme.

3. Utilisez un récipient opaque pour le stockage.

Dentifrice à la vanille

Matériel nécessaire *: bol, malaxeur, bâtonnet de sucette, cuillère à mesurer, tasse à mesurer, compte-gouttes, récipient hermétique.*

Ingrédients :

- 15 g de poudre de craie
- 85 g de poudre de racine d'orris
- 4 cuillères à café de teinture de vanille
- 15 gouttes d'huile de géranium rose
- Du miel, suffisant pour faire une pâte

Préparation :

1. Placez tous les ingrédients dans un bol.

2. Mélangez jusqu'à ce que vous obteniez une pâte.

3. Versez dans un récipient hermétique.

4. Appliquer sur une brosse à dents avec un bâton de sucette.

Dentifrice à la cannelle

Matériel nécessaire *: mixeur à immersion, bocal stérile avec couvercle, tasse à mesurer, cuillères à mesurer, compte-gouttes, bocal opaque avec pompe à savon.*

Ingrédients :

- ½ tasse d'huile d'olive
- 1 cuillère à soupe d'huile de noix de coco
- 2 cuillères à soupe de calcium corallien
- 1 cuillère à soupe de magnésium en poudre
- 2 cuillères à café de sel de mer
- 3 cuillères à soupe de miel
- 20 gouttes d'huile essentielle de cannelle
- 20 gouttes d'huile essentielle de menthe poivrée

Préparation :

1. Placez votre bocal dans un bol d'eau chaude.
2. Ajoutez les huiles et le miel dans le bocal.
3. Une fois que l'huile de coco a fondu, ajoutez les minéraux ainsi que les sels et les huiles.
4. Mélangez bien avec un mixeur.
5. Versez dans un bocal opaque avec une pompe à savon.
6. Assurez-vous que le bocal est bien secoué avant chaque utilisation.

Dentifrice à l'huile de coco

Matériel nécessaire : bol, cuillères à mesurer, compte-gouttes, fourchette, bocal avec couvercle.

Ingrédients :

- 3 cuillères à soupe d'huile de noix de coco
- 3 cuillères à soupe de bicarbonate de soude
- 25 gouttes d'huile essentielle de menthe poivrée
- 1 paquet de stévia

Préparation :

1. Mélangez l'huile de noix de coco et le bicarbonate de soude dans un bol.
2. Écrasez avec une fourchette jusqu'à ce que le mélange soit bien homogène.
3. Ajoutez maintenant le reste des ingrédients.
4. Écrasez et remuez jusqu'à ce que la pâte soit formée.
5. Versez dans un bocal.

Dentifrice à l'argile

Matériel nécessaire : *bol, casserole, mixeur à main, tasse à mesurer, cuillères à mesurer, cuillère à remuer, récipient hermétique.*

Ingrédients :

- ¼ tasse d'argile de Redmond
- ⅓ tasse d'eau bouillante
- 2 cuillères à soupe d'huile de noix de coco
- 2 cuillères à café d'extrait de menthe poivrée
- ¼ cuillère à café de sel

Préparation :

1. Mettez l'eau dans une casserole.

2. Placez sur le feu et portez à ébullition.

3. Mélangez l'argile et le sel dans un bol.

4. Ajoutez maintenant l'eau chauffée.

5. Mélangez à l'aide de votre batteur.

6. Ajoutez le reste des ingrédients.

7. Mélangez bien.

8. Versez dans un récipient hermétique.

Bain de bouche au romarin et à la menthe

Matériel nécessaire : casserole, tasse à mesurer, cuillère à mesurer, passoire, récipient hermétique.

Ingrédients :

- 2 tasses d'eau distillée ou minérale
- 1 cuillère à café de feuilles de menthe fraîche
- 1 cuillère à café de feuilles de romarin
- 1 cuillère à café de graines d'anis

Préparation :

1. Mettez l'eau dans une casserole.

2. Placez-la sur le feu et portez à ébullition.

3. Ajoutez maintenant les graines et les herbes.

4. Laissez infuser le mélange pendant environ vingt minutes.

5. Laissez refroidir le mélange.

6. Versez à travers une passoire.

7. Transférez dans un récipient.

Bain de bouche basique

__Matériel nécessaire__ : bocal en verre, tasse à mesurer, cuillère à mesurer, compte-gouttes.

Ingrédients :

- 1 tasse d'eau,
- 1 cuillère à café de bicarbonate de soude
- 3 gouttes d'huile essentielle de menthe poivrée

Préparation :

1. Placez tous les ingrédients dans un bocal.

2. Mélangez bien en secouant.

Bain de bouche désinfectant

Matériel nécessaire : *tasse à mesurer, cuillère à mesurer, bocal en verre.*

Ingrédients :

- 1 tasse d'eau
- 2 cuillères à soupe de vinaigre de cidre de pomme

Préparation :

1. Placez tous les ingrédients dans un bocal.

2. Mélangez bien en secouant.

Bain de bouche aux herbes

Matériel nécessaire : casserole, bocal en verre à pinte, tasse à mesurer, cuillère à mesurer, étamine.

Ingrédients :

- 2 tasses d'eau bouillante
- 15 g de clous de girofle entiers
- 30 g de racine de raisin de l'Oregon
- 30 g de romarin

Préparation :

1. Mettez de l'eau dans une casserole.

2. Placez-la sur le feu et portez à ébullition.

3. Ajoutez le reste des ingrédients et laissez le mélange infuser.

4. Transférez dans le bocal et laissez infuser jusqu'au matin.

5. Versez le mélange dans un coton à fromage pour l'égoutter.

6. Remettez le tout dans le bocal.

7. Conservez au réfrigérateur jusqu'à une semaine.

Bain de bouche à la menthe

***Matériel nécessaire**: tasse à mesurer, cuillère à mesurer, compte-gouttes.*

Ingrédients :

- 1 tasse de jus d'Aloe Vera
- ½ tasse d'eau distillée
- 1 cuillère à soupe d'hamamélis
- 2 cuillères à café de bicarbonate de soude
- 20 gouttes d'huile essentielle de menthe poivrée

Préparation :

1. Mélangez les ingrédients dans une bouteille.

2. Mixez en agitant.

3. Conservez dans un endroit sombre et frais.

   Jusqu'à deux semaines.

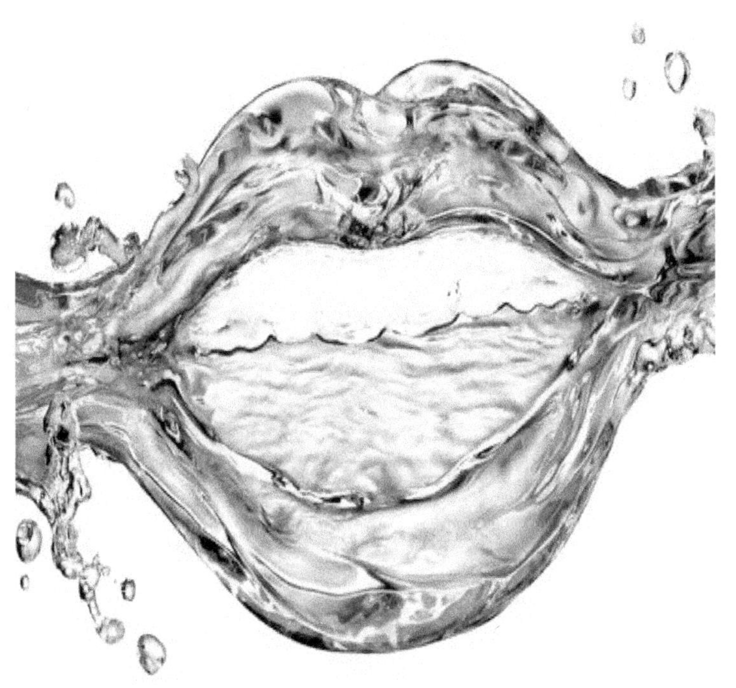